高危真菌
生物安全威胁及应对

主　审　廖万清

主　编　潘炜华

U0287074

科 学 出 版 社

北 京

内 容 简 介

　　本书介绍了真菌性生物安全威胁的一般特点、分类、特征和威胁的类别，特别是高危真菌的流行病学特征、临床表现、诊断方法、治疗预防，以及多种真菌毒素及其感染后的表现与防治等。

　　本书可为卫生防护人员、疾病预防控制等公共卫生专业人员，以及临床卫生专业人员提供帮助。

图书在版编目（CIP）数据

高危真菌生物安全威胁及应对 / 潘炜华主编 . — 北京：科学出版社，2023.6
ISBN 978-7-03-074933-8

Ⅰ.①高…　Ⅱ.①潘…　Ⅲ.①真菌病－防治　Ⅳ.① R519

中国国家版本馆 CIP 数据核字（2023）第 031676 号

责任编辑：李　玫 / 责任校对：张　娟
责任印制：赵　博 / 封面设计：龙　岩

科 学 出 版 社 出版

北京东黄城根北街 16 号
邮政编码：100717
http://www.sciencep.com

北京画中画印刷有限公司 印刷
科学出版社发行　各地新华书店经销

*

2023 年 6 月第 一 版　开本：720×1000　1/16
2023 年 6 月第一次印刷　印张：4
字数：100 000
定价：68.00 元

（如有印装质量问题，我社负责调换）

主编简介

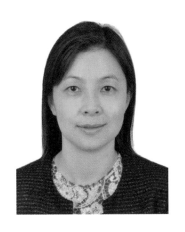

　　潘炜华　主任医师、教授、博士生导师，上海长征医院皮肤科主任，上海市领军人才。从事皮肤病与真菌病防治的临床和基础科研工作。建设真菌病分子诊断平台。近年来主持国家传染病防治科技重大专项、973 计划项目等。在《新英格兰医学期刊》等 SCI 期刊发表 100 余篇论文，授权发明专利 20 项。获国家科技进步奖二等奖、教育部科技进步奖一等奖、上海市科技进步奖一等奖、华夏医学科技奖一等奖、五洲女子科技奖等。

主审简介

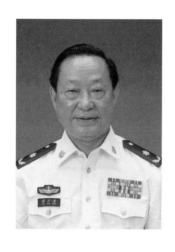

　　廖万清　中国工程院院士，皮肤病、真菌病学专家，一级教授，文职特级，博士生导师。长期致力于皮肤病与真菌病防治研究。承担国家传染病重大专项、973 计划、国家自然科学基金国际合作重点项目等重要课题 20 余项。发表论文 545 篇，主编《真菌病学》等专著 10 部，荣获国家科技进步奖一等奖 1 项、二等奖 2 项、三等奖 1 项，军队及上海市科技进步奖一等奖 3 项及其他各类成果奖共 24 项，荣立二等功 1 次，三等功 4 次。2014 年获首届叶剑英奖，2016 年获国家优秀科技工作者称号，2017 年获中华医学会皮肤科分会卓越贡献奖，上海医学发展终身成就奖等。2018 年获得戴芳澜终身成就奖。2019 年获得第三届国之大医——特别致敬奖。2019 年获得大国匠心年度致敬人物奖励。2021 年获得第八届树兰医学奖。

副主编简介

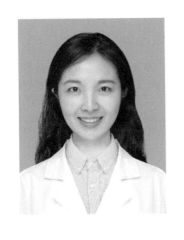

    张 蕾 陕西省人民医院（西安交通大学医学院第三附属医院）皮肤科主治医师，师从我国医学真菌病学专家廖万清院士，主要研究方向为重要医学真菌病的致病机制及快速诊断技术研发，在 *mBio*、*Emerging microbes & infections* 等期刊发表学术论文 40 余篇，单篇最高被引 103 次。担 任 *Frontiers in Immunology*、*Frontiers in Microbiology*、*Genes* 等杂志审稿人。主持国家自然科学基金、省人才基金等各类科研项目 5 项。副主编论著 1 部，授权发明专利 1 项、实用新型专利 3 项、软件著作权 1 项。相关成果获得国内外专家一定的认可，团队成果荣获教育部科技进步奖一等奖、军队医疗成果二等奖。2021 年入选"陕西省青年科技新星"。

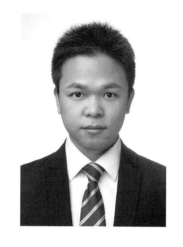

方文捷　上海长征医院皮肤科主治医师、讲师、博士，师从我国医学真菌病学专家廖万清院士。现任中国人口文化促进会皮肤性病防治分会秘书长，担任 *Frontiers in Immunology* 及 *Frontiers in Microbiology* 客座主编，《医学参考报》青年编委。主持国家自然科学基金、国家重点研发计划课题，国家传染病重大专项子课题、上海市科委课题等 10 余项。发表 SCI 论文 39 篇，获软件著作权 2 项，主编论著 1 部，参编论著 5 部。持有专利 41 项，其中国外专利 2 项，完成转化 1 项。2020 年获教育部科技进步奖一等奖（排名第 4），2017 年获华夏医学科技奖一等奖（排名第 5），2021 年获河北省科学技术进步奖三等奖。2018 年入选上海长征医院"优秀青年后备人才计划"，2019 年入选"上海市青年科技英才扬帆计划"。

编著者名单

主　　审　廖万清

主　　编　潘炜华

副 主 编　张　蕾　方文捷

编 著 者　（按姓氏汉语拼音排序）

曹存巍　陈　娟　陈天成　陈天杨

陈显振　邓宇晨　杜明威　方文捷

何永胜　扈东营　黄　越　姜伟伟

雷文知　李　航　郦小平　刘　祎

刘伊诺　卢晓迪　潘炜华　盛春泉

乌月恒　薛潇春　张　蕾　张克明

朱信霖

编写秘书　张克明　李　航　黄　越

序

回顾人类历史进程，各种潜在生物安全威胁造成的新发突发传染性疾病不断发生。从 14 世纪的黑死病，15 世纪的天花、流感、白喉、斑疹伤寒、霍乱，18 世纪的黄热病，到近几十年的 SARS 等，每一次的传染病大流行都给人类生命健康和社会经济发展造成了巨大的冲击。

加强生物安全威胁相关知识宣传与普及，提高专业人员及民众的防范意识，将有利于增强全社会对生物安全威胁的防范与应对能力，从而共同维护好国家生物安全。

真菌是广泛存在于自然环境中的真核生物，无处不在。目前在约数百万种真菌中，已知有致病性的仅数百种，大量的潜在生物安全威胁不可忽视。潘炜华教授团队在廖万清院士等老一辈真菌学家的带领下，长期致力于我国真菌病防治的临床和基础科研工作，带领团队取得了重大突破性成果。《高危真菌生物安全威胁及应对》是我国第一部专门针对真菌这一不可忽视的病原体，讨论高危真菌生物安全威胁及应对这一问题的专业论著。能够有机会把这样一部高质量的读本推荐给广大医务工作者、公共卫生从业者是一件幸事。

在此，我由衷地祝贺该书出版并为其作序。

吴绍熙　教授

中国医学科学院皮肤病研究所

2023 年 1 月

前　言

　　真菌是引起自然界中植物和昆虫患病的主要病原体，其中数百种真菌也可引起人类疾病。真菌可以通过其本身直接致病或由其真菌毒素间接致病，即人类可通过吸入、摄入，以及与皮肤和黏膜接触等途径感染真菌或其毒素。部分针对人类、牲畜或农作物的真菌具有潜在的生物威胁，可能对目标群体造成重大破坏，严重威胁人民群众生命财产安全及国家安全。

　　目前社会对真菌性生物威胁的认知比较有限。哪些真菌具有生物威胁？如何及时检出真菌生物威胁？如何针对各种真菌生物威胁制订有效的对策，从而降低其带来的各种潜在影响？本书聚焦上述问题，从生物学、流行病学、临床特点、预防和治疗等方面，对潜在的真菌类生物安全威胁进行了全面介绍，旨在强化相关人员对真菌生物威胁的认知，提高防范意识，降低潜在风险。

　　在此成书之际，由衷感谢为本书出版付出辛勤努力的团队成员。

潘炜华　主任医师、教授、博士生导师
上海长征医院皮肤科主任
2023 年 1 月

目 录

第一章

真菌性生物安全威胁总论

一、真菌的一般特点

目前已经发现的真菌有 7 万多种，科学家估计地球上存在 150 多万种真菌。与植物不同，真菌不能进行光合作用，但可以从腐烂的动植物中吸收营养，利用水解酶分解大分子营养物质，在整个生态平衡系统中发挥回收营养的作用。

真菌作为真核生物通常是不运动的。与植物相比，真菌的细胞壁成分主要是几丁质，而植物细胞壁的主要成分是纤维素。真菌的繁殖方式包括有性繁殖（减数分裂）与无性繁殖（有丝分裂）。在无性繁殖中，气生菌丝体中形成孢子，而在有性繁殖中，两个细胞及其细胞核融合形成孢子。真菌的核很小，重复 DNA 较少，在有丝分裂期间，真菌的核膜不会溶解。孢子对于真菌的生存至关重要，在营养缺乏的环境中（如土壤），大多数真菌会以孢子的形式存在。

真菌在陆地、淡水和海洋环境中都能繁衍生息。据记录，最早的真菌出现在距今 5 亿年前的元古代晚期；到了 3 亿年前，真菌的所有现代种类都已出现在地球上。最初，植物学家和分类学家将真菌置于植物类别中，但由于真菌的独特特性，20 世纪 60 年代后期单独被分为一个新的类别——真菌。

真菌以不同的形式引起人类疾病。真菌病是真菌直接引起疾病中最常见的一类，但是其产生的毒性次生代谢产物也对人类健康造成了不容忽视的危害。日常生活中经常提到的"霉菌毒素"便是一类真菌毒素，常指以对脊椎动物毒性为特征的真菌代谢产物，其可在易感物种中引发一系列危害，包括致癌性、抑制蛋白质合成、抑制免疫、刺激皮肤和干扰其他代谢等。真菌毒素通常通过食用被污染的食物进入人体，而真菌病则是通过吸入产毒孢子或直接与皮肤接触感染。

二、致病真菌的分类

根据真菌的营养获取方式，可将其主要分为三类：腐生菌、寄生菌和共生菌。腐生菌以无生命的物质为食，并在生态系统中循环利用碳、氮和矿物质作为营养成分；寄生菌掠夺其他生物的营养；共生菌与宿主共存，互惠互利。

从历史上看，直到 19 世纪末 20 世纪初人们才对当今已知的大多数真菌疾病有了初步认识，当时通过将系统的病理学与组织显微镜相结合，发现某些疾病与真菌相关。致病真菌可在人类中引起一些轻度感染，如足癣，也可导致一些严重疾病，如隐球菌性脑膜炎等。

具有致病潜能的真菌种类相对较少，与其他传染病相比，在免疫系统健全的人群中，威胁生命的真菌病相对少见。尽管地球上的真菌有约 150 万种，但是仅有约 150 种真菌会引起人类疾病。浅表真菌病是指皮肤、头发或指甲等部位的真菌感染。皮下真菌病是指通过皮肤或真皮（通常是通过伤口）引起的感染，这种感染相对较少，主要局限于热带地区，典型代表如申克孢子丝菌引起的孢子菌病。全身性真菌病是通过肺、胃肠道或血液进入人体的感染，可以是原发性或机会性致病。吸入真菌时，某些真菌孢子会产生过敏反应，但某些则可能会引起机会性感染，如曲霉、念珠菌和隐球菌等会攻击免疫系统而引起机会性真菌感染。摄入某些真菌时也可能会产生致幻反应。

真菌病是一个严重的国际卫生问题。由机会致病真菌引起的真菌病在发达国家中比较常见，通常发生在免疫系统受损的患者中；而真菌毒素危害在不发达国家中比较常见。真菌病和霉菌毒素的共同特征之一是通常不在人群之间进行传播。根据获得途径，真菌性疾病主要分为以下两类。

（一）宿主获得性病原真菌

宿主获得性病原真菌主要包括假丝酵母、马拉色菌和皮肤癣菌等。这些真菌通常是宿主相关的正常菌群，仅在宿主与微生物的平衡受到破坏时才引起相关疾病。例如，人类念珠菌病与皮肤屏障受损、抗菌药物使用、类固醇皮质激素使用和免疫抑制有关。

（二）环境获得性病原真菌

环境获得性病原真菌主要包括曲霉、隐球菌、某些双相真菌等，主要通过暴露于环境中的真菌而感染。暴露于这些生物的大部分健康人群通常不会被感染，但在宿主免疫力受损的情况下可能会造成严重疾病。例如，普通人群中隐球菌病的发病率约为 1/10 万，但是在有效抗逆转录病毒治疗出现之前，艾滋病患者发病率接近 10%。对于环境获得性真菌病而言，初次感染通常是吸入病原菌造成的，常无症状或伴有轻度疾病，随后大部分真菌以潜伏状态持续存在于宿主中。但当这些环境获得性真菌在宿主中播散时，会导致严重疾病，由于治疗难度大，通常是致命的。环境获得性真菌基本不在宿主之间进行传播，个体的感染通常是由不寻常的暴露所致。例如，在砍伐树木和探访洞穴之后，免疫缺陷的个体可能会出现肺组织胞浆菌病暴发。

除了根据来源进行分类外，根据宿主免疫状态，致病真菌也可分为两类，分别是原发性病原真菌（如球孢子菌和荚膜组织胞浆菌）和机会性病原真菌（如烟曲霉和白念珠菌）。原发性病原真菌和机会性病原真菌的致病机制复杂，原发性病原真菌使得宿主免疫功能降低，进而影响疾病进程；而机会性病原真菌主要感染免疫功能缺陷的宿主。总的来说，大多数人类真菌病是由机会性病原真菌引起的。

三、真菌生物安全威胁的特征

真菌病的疾病谱分布广泛，从日常的"脚气"（足癣）到威胁生命的侵袭性曲霉病、隐球菌脑膜炎等，都属于真菌病范畴。真菌感染可局限于某种靶器官，也可进展为全身性感染。对于许多真菌病而言，感染途径通常是呼吸道、皮肤直接接触等。真菌作为生物安全威胁制剂，具有如下特征。

（一）可获得性

真菌在环境中分布广泛，大多数人类病原性真菌在环境中是容易获得的。具有基本微生物学知识的人即可从土壤中分离荚膜组织胞浆菌、隐球菌和球孢子菌等，并可以在简单的培养基中轻松培养环境致病真菌。相比之下，其他真菌（如皮肤芽孢杆菌和巴西副球孢子菌）则难以从环境中分离。此外，常规培养条件可能会产生无数的感染性孢子，易于通过空气播散传播。

（二）稳定性

微生物的稳定性是其作为生物安全威胁适用性的关键考虑因素。环境中的人类致病真菌具有显著的稳定性。真菌孢子可以在很宽泛的温度范围、湿度范围下生存，即使在干燥状态下也可以长期存活。

（三）传播性

大多数人类病原性真菌产生的孢子容易通过空气传播。来自美国南加州的风暴可导致非流行地区的球孢子菌病暴发。澳大利亚和新西兰已有真菌孢子空中扩散的记录；砍伐树木导致围观者发生荚膜组织胞浆菌病，表明孢子即使在开放空间中也具有强大的播散和感染能力。将呈菌丝体状态的真菌培养皿打开后，实验室可能出现孢子污染。因此，与诸如炭疽芽孢杆菌之类的其他细菌不同（需要大量生产才能适于在空气中传播），人类致病真菌的孢子可以自然产生并通过气流广泛传播。

（四）耐药性

目前临床上现有的抗真菌药物较少，一些人类致病真菌对这些药物有相对的耐药性。此外，大多数真菌疾病需要长期治疗，使缺乏抗真菌药的问题更加复杂。例如，荚膜组织胞浆菌病或隐球菌病的疗程一般需要几个月，而细菌感染通常仅需要几天的抗微生物治疗。另外，某些人类致病真菌，如接合菌，对大多数抗真菌药物具有固有的耐药性。病原性真菌的药敏性与其作为生物安全威胁的潜力相关。

（五）缺乏疫苗

目前尚无用于人类病原性真菌的有效疫苗。没有疫苗，就不可能在易感人群中诱导免疫状态，从而保护易感人群。缺乏疫苗和免疫球蛋白制剂意味着无法通过宿主免疫来避免人类病原性真菌生物攻击。

（六）毒素因子

许多致病真菌可以侵犯除人以外的其他宿主，其能够抵抗环境中的破坏因素。如新生隐球菌可以在一定温度范围内（包括哺乳动物的体温）生长，它也可以在变形虫内生长，并产生黑色素，黑色素是重要的毒力因子，这种色素增强了其抵抗辐射、其他环境侵害和宿主免疫功能的能力。其他致病真菌也可产生黑色素，如曲霉、巴西副球孢子菌等。这些特性使致病真菌抵抗恶劣环境的能力增强，并能够在其他微生物无法耐受的条件下生存。致病真菌的主要毒力特征是它们有在免疫抑制的个体中引起疾病的能力。

（七）真菌相关性疾病

除了在宿主中直接增殖引起宿主损害外，某些真菌还可通过分泌物或作为过敏原而在宿主中造成损害，如建筑物中的真菌暴露与一系列人类症状和健康问题相关，包括神经系统和呼吸系统症状等。已有研究发现真菌性相关疾病与炎症指数和过敏指数之间存在关联，且已经从发霉的建筑物中分离出许多真菌物种。真菌感染与城市哮喘和特应性疾病之间的最新联系提示，这种关联也可能会扩展到其他环境真菌。

（八）重组 DNA 技术和"黑色生物学"的可行性

"黑色生物学"表示某类生物技术可用于产生新的、强大的生物安全威胁制剂的可能性。实验表明，对天花病毒进行基因修饰以表达 IL-4 或其他免疫抑制性细胞因子，可能抑制免疫接种所提供的保护作用。尽管尚未对真菌进行类似的实验，但存在应用此类修饰的技术的可能性。例如，通过对新生隐球菌进行基因修饰，生产更有效的疫苗。尽管此改良的新生隐球菌菌株是为了寻求更有效的疫苗，并且所得菌株不是生物安全威胁制剂，但侧面证明了修饰真菌以表达可修饰免疫应答的基因的可行性。因此，通过"黑色生物学"修饰人类病原体以提高其致病力、稳定性和扩散特性是现有技术领域内的一种可能性。

四、高危真菌性生物安全威胁的类别

产生真菌毒素的真菌孢子由于其相对稳定、易于制造和易于以气溶胶形式传播等特点，成为潜在的杀伤性生物安全威胁。真菌能够引起机体产生暂时或永久性的功能失调，因此仍要警惕其潜在威胁。20 世纪末发现某些人群对曲霉高度敏感，曲霉才被认为是病原真菌，而曲霉孢子也对免疫力受损的个体具有显著的致病潜力。

（一）真菌生物

1. 球孢子菌属（*Coccidioides*）　是已被明确列为生物安全威胁制剂中唯一的人类致病性真菌。球孢子菌病的发病率较高，因此球孢子菌病已成为美国当地流行地区中的常见病。一项调查表明，考古现场工人的球孢子菌病发病率高达 90%。

对比球孢子菌和炭疽杆菌，发现两者有许多相似的特征，包括常见于土壤环境、通过肺部途径感染及疾病具有非传染性。需要注意的是，即使使用抗生素治疗，肺炭疽仍是高死亡率的暴发性疾病，而肺球孢子病通常是一种自限性的轻度疾病。然而，肺炭疽并非自然状态下的感染，因为在正常情况下，人群感染主要是通过胃肠道。真实情况通常是，人类肺炭疽可能是由加工皮革（"羊毛分选病"）或故意传播炭疽孢子后造成的。因此，需谨慎看待传播炭疽芽孢杆菌与天然球孢菌病的结果。猴子实验的数据显示，即使吸入少至 10 个球孢子菌都可以导致疾病的快速进展。

2. 荚膜组织胞浆菌（*Histoplasma capsulatum*）　双相真菌，在适当的土壤条件下或在室温真菌培养基中可生长为丝状真菌；在 37℃的哺乳动物细胞中或在特殊的真菌培养基上，则以小的发芽酵母形式生长。传统的实验室鉴定方法主要使用室温下的专用真菌培养基培养临床标本，这种方法能够将生长较慢的真菌与可能的污染物（如细菌）和生长较快的腐生真菌区分开来。荚膜组织胞浆菌生长成肉眼可见的菌落可能需要 2～4 周或更长时间，因此临床实验室有时需将培养物留置观察保存长达 12 周，然后才能出具阴性报告。

当人们吸入真菌孢子时，就可能患荚膜组织胞浆菌病。孢子进入肺部后，人体温度诱发孢子转化为酵母态，然后播散到淋巴结，并可以通过血液传播到身体的其他部位。从事田野等农业活动后，从空气中吸入真菌孢子，即可感染荚膜组织胞浆菌。尽管大多数吸入孢子的人群无明显症状，但小部分人可能会出现发热、咳嗽和疲劳等非特异性症状。在某些免疫功能低下的人群中，感染症状可能更为严重，且可能从肺部播散到其他器官，从而引起系统性感染。人吸入真菌孢子后 3～17 天，可能会出现荚膜组织胞浆菌病的症状。

3. 马尔尼菲篮状菌（*Talaromyces marneffei*）　*Talaromyces marneffei* 以前被称为马尔尼菲青霉菌，而 talaromycosis 曾经被称为青霉菌病。1956 年在越南首次从竹鼠中分离出马尔尼菲篮状菌，表现为温度依赖性的双相生长特性，即在低于 37℃的温度下，以菌丝体的形式生长，并带有青霉菌属的典型分生孢子；而在 37℃的人工培养基或人体组织中，则以酵母样形式生长。裂变酵母样细胞代表马尔尼菲假单胞菌的寄生形式，这种形式可见于巨噬细胞的细胞内感染及细胞外感染。

竹鼠是唯一已知的马尔尼菲篮状菌的动物宿主，包括四个种属（中华竹鼠、银星竹鼠、大竹鼠和小竹鼠），因此这些竹鼠物种的分布通常与马尔尼菲篮状菌的地区性分布一致。

泰国北部的一项病例对照研究结果表明，接触或食用竹鼠不是马尔尼菲篮状菌感染的危险因素，而职业或其他土壤接触史（尤其是在雨季）则是感染的危险因素。其致病原因可能是从环境中吸入分生孢子，然后在免疫抑制状态下传播到身体其他部位。

（二）真菌毒素

真菌毒素中毒类似于暴露于农药或重金属残留物引起的疾病，症状取决于真菌毒素的类型、暴露数量、持续时间、接触者的年龄、健康状况和性别、遗传因素、饮食状况，以及与其他毒素之间的协同效应。因此，真菌毒素中毒的严重程度可能与诸如维生素缺乏症、热量缺乏、酒精滥用等相关。反过来，真菌毒素可以削弱宿主对微生物疾病的抵抗力，加剧营养不良，并可能与其他毒素产生协同效应。

尽管所有真菌毒素均来自真菌，但并非所有由真菌产生的有毒化合物都称为真菌毒素。对植物有毒的真菌产物被植物病理学家称为植物毒素。真菌毒素由真菌产生，低浓度对脊椎动物和其他动物有毒，而仅在高浓度下才产生的低分子量真菌代谢产物（如乙醇）则不被视为真菌毒素。

真菌毒素可用作生物安全威胁制剂。例如，黄曲霉毒素可以诱发肝癌。

第二章

球孢子菌病

球孢子菌病，也称为溪谷热，是由球孢子菌属引起的一种地方流行性真菌病。存活于土壤中的球孢子菌主要分布于美国西南部、墨西哥、中美洲和南美洲等地区。

一、流行病学特征

（一）致病真菌

导致人类疾病的球孢子菌主要包括两种：加利福尼亚州圣华金山谷的 *C. immitis*；美国西南部、墨西哥北部、中美洲和南美洲地区的 *C. posadasii*。球孢子菌是目前美国卫生与公众服务部（HHS）制定的潜在危险生物武器病原体列表中唯一在列的真菌。

球孢子菌是双相真菌，在环境中以菌丝相存在，由分隔成段的菌丝破裂产生关节孢子。球孢子菌孢子极小（2～5μm），可通过空气传播，经宿主呼吸道可进一步扩散至宿主肺部深处。进入宿主体内后，孢子可转化为更大的球体（30～60μm），且内含许多内生孢子。随着球体的破裂，内生孢子可被释放出来，在宿主其他组织中重新形成球体。而当内生孢子进入外界环境中时，则可再次转变为菌丝相。

（二）流行地区

球孢子菌病是一种地方流行性真菌病，是引起加利福尼亚州和美国西南部地区获得性肺炎的主要病因，患者主要通过吸入球孢子菌的孢子而感染。吸入孢子后可能会产生持续数周至数月的流感样症状。大部分球孢子菌病患者生活在球孢子菌病好发的高风险地区或者有过类似的旅居史。

（三）易感人群

球孢子菌病虽然不能在人与人之间传播，但是任何人都可能因吸入球孢子菌病流行地区空气中的球孢子菌孢子而发病。在老年人群中最常见，而在年轻人群中的发病率也一直处于上升趋势。容易暴露在可能含有球孢子菌孢子高危环境中的人员包括军事人员、考古学家或建筑工人等。从性别比例上来看，健康男性比健康女性的患病风险大。免疫缺陷或免疫受损者，如艾滋病患者和使用免疫抑制剂治疗的患者，是感染球孢子菌病的高风险人群。孕妇不易感染球孢子菌病，然而一旦在妊娠中末期感染球孢子菌病，则容易引起患者及胎儿死亡。

二、临床表现

球孢子菌病的临床表现可分为急性感染、慢性感染和播散性感染。60%～65%的患者为急性感染且症状不明显；慢性肺球孢子菌病较为少见，在最初感染20年或更长时间后发病；在播散性球孢子菌病患者中，感染可能扩散到骨骼、肺、肝、脑、皮肤、心脏等组织器官。

三、诊断方法

临床上主要根据患者的旅居史、症状、体格检查和实验室检查等来诊断球孢子菌病。实验室通常通过收集患者的血液标本来进行抗原抗体检测。影像学检查以胸部X线或肺部CT扫描为主，明确是否有感染病灶。组织病理活检或培养可明确是否为球孢子菌感染。

患者组织中的球孢子菌一旦暴露于环境后，可转变为通过空气进行传播的菌丝态，在相关实验室内，易从环境样品或培养物中吸入关节孢子。因此，建议在生物安全防护三级的实验室中进行临床可疑病例的标本分离、培养，或者对可能含有传染性关节孢子的土壤或环境样本进行检测等。

四、治疗与预防

（一）治疗

对于临床症状较轻或者在诊断时病情已大为改善的患者，可仅进行健康宣教、健康检测、支持性治疗；在有基础疾病如糖尿病或广泛肺部受累的患者中，则应尽快进行抗真菌药物治疗，口服氟康唑，每日剂量 ≥ 400mg。

对于肺部结节的处理：无症状的肺部结节以观察为主；而对于有症状的慢性球孢子菌病肺部结节，首选口服唑类抗真菌药物；对于抗真菌药物不耐受或无法治愈者，则建议手术切除。

播散性球孢子菌病治疗主要与播散位置相关：若在肺外其他组织中首选口服唑类药物，口服治疗失败后可静脉注射两性霉素 B 治疗；若在关节或骨组织中播散，建议首选唑类药物治疗；若病情较重，可将两性霉素 B 作为初始治疗药物，后续更换为唑类药物；若引起椎间盘明显病变，则应通过手术进行治疗；对于中枢神经系统（大脑）病变，建议对大多数肾功能正常的患者采用每日口服氟康唑 400 ～ 1200mg 作为初始治疗，并使用唑类药物终身维持。

1. 特殊人群的处理 造血干细胞移植或器官移植患者：结合患者自身健康状况及肾功能水平，起始以每天 400mg 的氟康唑进行治疗；对于球孢子菌病进展迅速或播散的患者，首先使用两性霉素 B 治疗，直到患者病情稳定后改为唑类药物治疗。以上治疗结束后，仍应使用唑类药物维持治疗。

2. 孕妇 妊娠期间出现有症状的球孢子菌病应及时考虑开始进行抗真菌治疗：对于在妊娠开始 3 个月发生初始球孢子菌感染的妇女，建议静脉注射两性霉素 B；妊娠 3 个月后，可以考虑使用唑类抗真菌药物，如氟康唑或伊曲康唑等；对于在妊娠前 3 个月发生中枢神经系统感染的妇女，建议鞘内注射两性霉素 B；在妊娠 3 个月后，可以使用唑类抗真菌药物，如氟康唑或伊曲康唑等；对于具有感染高危因素的孕妇，应持续进行球孢子菌血清学检测。

3. 新生儿　对于怀疑患有球孢子菌病的婴儿，建议使用每天 6～12mg 的氟康唑进行经验性治疗，并应持续到诊断结果被排除为止。

4.HIV 感染患者　建议对所有球孢子菌病患者且外周血 CD4$^+$T 淋巴细胞计数 < 250 个 /μl 的 HIV 感染者进行抗真菌治疗，且只要外周血 CD4$^+$T 淋巴细胞计数保持 < 250 个 /μl，就应继续抗真菌治疗；对于外周血 CD4$^+$T 淋巴细胞计数 ≥ 250 个 /μl 的患者，球孢子菌病的临床处理应与未感染 HIV 的患者相同，包括在适当情况下停止抗真菌治疗。

（二）预防

球孢子菌属在大自然广泛存在且易于培养，并可以通过气溶胶传播，然而目前尚无相关预防疫苗，因此可能造成感染，使得易感人群的心理压力增加。对于明确易感的人群，可预防性服用抗真菌药物。如果球孢子菌被用作生物安全威胁制剂，有感染风险的人群可通过佩戴防护口罩防止感染。已暴露的人群可以在疾病潜伏期（7～21 天）内服用抗真菌药物，但其预防疾病的有效性需要进一步的数据支持。球孢子菌病在人与人之间不通过气溶胶传播，不需要隔离。可通过使用化学品如 1% 次氯酸钠（漂白剂）、酚类、戊二醛、1- 氯 -2- 硝基丙烷和甲醛对怀疑污染的小面积土壤进行消毒，以杀死球孢子菌。

非疫区的微生物实验室可能从输入性病例标本中培养球孢子菌，但存在意外暴露的风险，因此需对此提高警惕。重要的预防措施如下：所有真菌培养物均必须在生物安全柜内方可打开；当临床医师考虑球孢子菌病时，应及时告知实验室检验人员；一旦发生实验室暴露，应迅速撤离人员；对可能污染的空间，需先行封锁，再进行消毒灭菌处理。对所有可能暴露的人员进行登记，留取基线血样检测抗体，并行球孢子菌素皮试。对非妊娠期发生暴露的人员，给予氟康唑 400mg 口服，每日 1 次，预防性治疗 6 周，并观察随访至少 6 周。

第三章

组织胞浆菌病

组织胞浆菌病是一种由荚膜组织胞浆菌引起的真菌感染性疾病。该真菌广泛存在于环境中，其主要生长环境为含有大量鸟粪或蝙蝠粪便的土壤，主要存在于美洲、非洲、亚洲和大洋洲的部分地区。

一、流行病学特征

（一）致病真菌

荚膜组织胞浆菌是组织胞浆菌病的致病真菌，主要存在于含有大量鸟粪或蝙蝠粪便的土壤中。当含有大量荚膜组织胞浆菌的土壤处于某些特定条件下时，其孢子可借助气溶胶的方式在空气中传播。荚膜组织胞浆菌孢子体积较小，当其孢子进入人体肺部后，人体体温为荚膜组织胞浆菌孢子转化为酵母态创造了良好条件，然后酵母态荚膜组织胞浆菌可以播散到淋巴结，并通过血液传播到身体的其他部位，引起播散性感染。

（二）流行地区

荚膜组织胞浆菌分布在世界各地，但以北美洲和中美洲最为常见。在美国，荚膜组织胞浆菌主要分布在中部和东部各州，特别是俄亥俄州和密西西比河流域周围的地区。除美国外，荚膜组织胞浆菌还分布在中美洲、南美洲、非洲、亚洲和大洋洲等地区。

（三）易感人群

任何人暴露于含有荚膜组织胞浆菌的土壤时，均有感染荚膜组织胞浆菌的风险。免疫力低下人群如艾滋病患者、器官移植患者、长期服用糖皮质激素或肿瘤坏死因子（TNF）抑制剂之类药物的患者、婴幼儿及 55 岁以上的人群等，感染荚膜组织胞浆菌的风险更高。

二、临床表现

大部分免疫正常人群感染荚膜组织胞浆菌后，无明显症状或仅会出现类似流感的症状，常可自行缓解。而在免疫功能低下的人群中，在吸入孢子后的 3～17 天，则可能会出现如下症状：发热、咳嗽、疲劳（极度疲劳）、畏寒、头痛、胸痛和身体酸痛等。大多数感染荚膜组织胞浆菌的患者，荚膜组织胞浆菌病的临床症状可在几周到 1 个月内消失。如病情加重，临床症状持续时间会明显延长。在免疫力低下的人群中，荚膜组织胞浆菌病可进展为慢性的肺部感染，并可从肺部扩散到身体的其他部位（如中枢神经系统等）。

三、诊断方法

主要依据患者的既往史、旅居史、症状、体格检查和实验室检查等方面确诊。经典方法是采集血液或尿液样本并进行相关实验室检查。影像学检查，如胸部 X 线检查或肺部 CT 扫描也是诊断的重要依据。从呼吸道中收集痰液或其他样本，利用组织活检行病理检查，亦是该病的诊断方法之一。真菌培养是确诊荚膜组织胞浆菌病的金标准。

四、治疗与预防

（一）治疗

轻度的无明显症状的肺部荚膜组织胞浆菌病通常无须特殊治疗；中度至重度的肺部荚膜组织胞浆菌病，则建议口服唑类药物或静脉注射两性霉素 B；对于慢性肺组织胞浆菌病，则推荐口服唑类药物（伊曲康唑，200mg，每天 3 次，连续 3 天，后改为每天 1～2 次，至少维持治疗 1 年）；而对于进行性播散性荚膜组织胞浆菌病，推荐静脉使用两性霉素 B 治疗 1 ～ 2 周，之后口服伊曲康唑，至少维持治疗 1 年。

1. 特殊人群　中枢神经系统感染患者：推荐使用两性霉素 B 静脉注射治疗 4 ～ 6 周，随后采用伊曲康唑维持治疗至少 1 年。

2. 孕妇　使用两性霉素 B 治疗 4 ～ 6 周。

3. 儿童　治疗方案同成年人。

4. 免疫抑制患者　对于外周血 CD4$^+$T 淋巴细胞计数＜ 150 个 /μl 的艾滋病患者，应预防性口服伊曲康唑（200mg/d），其他原因引起的免疫抑制患者同此。

（二）预防

荚膜组织胞浆菌的孢子在自然环境中广泛存在，因此无法避免人群从环境中吸入孢子。在已知荚膜组织胞浆菌流行的地区，免疫功能低下人群（如 HIV 感染者 / 艾滋病患者、器官移植患者、服用皮质类固醇或 TNF 抑制剂等药物人群）应注意避免在荚膜组织胞浆菌大量分布的环境中活动，如挖土、砍柴、清洁鸡舍、探索洞穴及清洁、改建或拆除旧建筑物等，从而避免接触荚膜组织胞浆菌孢子，防止感染。

第四章

马尔尼菲篮状菌病

马尔尼菲篮状菌（*Talaromyces marneffei*）属于深部致病真菌，是一种罕见的双相真菌，在不同温度下有不同的菌相，在 25 ～ 28℃时为菌丝态（传播相），在 37℃时为酵母态（致病相）。竹鼠是它的自然宿主，广西银杏竹鼠的带菌率高达 96%。马尔尼菲篮状菌病多见于免疫缺陷或免疫功能抑制患者，是东南亚国家及我国南方地区 HIV 感染者中最常见的一种侵袭性真菌病。随着东南亚艾滋病发病率上升，由马尔尼菲篮状菌感染引起的马尔尼菲篮状菌病已不容忽视。此外，部分马尔尼菲篮状菌病还会发生在继发性免疫缺陷的患者中，如糖尿病患者、需要免疫抑制治疗的风湿病患者及实体器官或造血干细胞移植患者等人群。马尔尼菲篮状菌病通常为播散性感染，可迅速进展至多器官衰竭，甚至导致患者死亡。

目前，马尔尼菲篮状菌的传播途径尚不清楚。研究证实人类感染是暴露于感染动物的结果，但目前尚不确定暴露于普通环境是否也会引起人类和竹鼠的感染。该病多发生在雨季，因此推测免疫抑制或免疫缺陷的患者可能是通过吸入或接触竹鼠粪便污染的空气（其中含有马尔尼菲篮状菌的分生孢子），经呼吸道或皮肤破损处定植而引起感染，随后播散至全身。但是，从竹鼠洞穴和马尔尼菲篮状菌病患者居住环境中采集的土壤样本中却很少检测出马尔尼菲篮状菌。马尔尼菲篮状菌感染的潜伏期尚未明确，从患者暴露后直到确诊，其间隔可长达数十年。

一、流行病学特征

马尔尼菲篮状菌病患者主要为旅居东南亚、中国南方或印度东部的人群。大多数马尔尼菲篮状菌病患者的免疫功能受损，如艾滋病患者或其他免疫抑制患者等，但目前也有免疫功能正常的人群感染该病的报道。

（一）致病真菌

马尔尼菲篮状菌是主要致病真菌，过去称为马尔尼菲青霉菌，但最近的分类学研究证明狭义的青霉菌属和篮状菌属属于不同的亚科，遂将其从青霉菌属中划出，归入篮状菌属（*Talaromyces*）。除马尔尼菲篮状菌以外的篮状菌属真菌也可引起篮状菌病，但罕见。马尔尼菲篮状菌是目前唯一已知的表现出温度依赖性双相生长的篮状菌属真菌。在37℃时，真菌以酵母样形式生长（致病相），可形成分生孢子。裂殖的酵母样细胞为马尔尼菲篮状菌的寄生形式，这种形式可见于宿主的巨噬细胞中。

（二）流行地区

马尔尼菲篮状菌主要分布于马来西亚、泰国、老挝、越南等东南亚地区，以及中国南部和印度东部，呈现出明显的地区性分布。目前尚不清楚全球的马尔尼菲篮状菌感染病例总数，随着抗逆转录病毒治疗（ART）的应用，HIV感染者/艾滋病患者疾病进展得到一定程度的控制，因此在该类人群中马尔尼菲篮状菌感染数量也持续减少。但自20世纪90年代中期以来，随着免疫抑制剂的广泛应用、器官移植等所导致的免疫缺陷患者不断增多，亚洲部分地区非艾滋病患者感染的病例有所增加。

（三）易感人群

健康人很少罹患该病，大多数马尔尼菲篮状菌病患者免疫功能受损，如HIV感染者/艾滋病患者或存在其他免疫抑制的基础疾病（癌症、器官移植、成人免疫缺陷综合征、其他自身免疫性疾病等）。

易感人群从环境中吸入含有马尔尼菲篮状菌孢子的空气后可能会感染该真菌。然而，目前马尔尼菲篮状菌感染的确切的环境来源还有待进一步研究证实。在竹鼠的内脏及其洞穴中可分离出马尔尼菲篮状菌，但是没有证据表明触摸或食用这些竹鼠的人群更容易患马尔尼菲篮状菌病。目前没有发现该病会在人与人之间传播。

二、临床表现

马尔尼菲篮状菌是引起艾滋病患者继发性感染性疾病的重要病原菌，仅次于结核杆菌和隐球菌。马尔尼菲篮状菌病多见于 CD4$^+$T 淋巴细胞计数低于 100 个 /μl 的 HIV 感染晚期患者，80% 以上的马尔尼菲篮状菌病患者 CD4$^+$T 淋巴细胞计数低于 50 个 /μl。依据临床表现可分为局限型和播散型马尔尼菲篮状菌病，后者更为凶险，常出现严重的全身症状。

马尔尼菲篮状菌感染的患者缺乏特异性临床表现，因此误诊漏诊率较高。常见症状是皮肤肿块。除此之外，还可能出现皮下脓肿、丘疹样溃疡及传染性软疣样病变。患者通常有网状内皮系统受累的表现，包括贫血、肝脾大和淋巴结肿大等。还可能表现为呼吸道受累，伴有咳嗽咳痰、呼吸困难和咯血。胸部 X 线片可显示弥漫性网状浸润、局限性肺泡浸润或空洞性病变。还可存在腹泻、腹痛等消化系统症状，有时可有血便及黑便，但很少表现为急腹症。其他症状还包括骨关节炎、生殖器溃疡和口腔病变等。

中枢神经系统受累并不常见，但在亚急性发热性疾病背景下，患者可出现精神状态急性改变伴意识模糊、激惹等。脑脊液（CSF）检查可正常，仅 1/3 的病例可见细胞计数异常。

HIV 阴性患者和 HIV 阳性患者的临床表现十分相似，但也有所不同。在 HIV 阳性患者体内，真菌病灶更容易通过血液播散，同时也更易引起发热、脾大,感染所致的皮肤肿块通常中心有脐凹。而相比之下,HIV 阴性患者发病年龄更大,常表现为咳嗽、呼吸困难、骨关节损伤、淋巴结肿大、胸腔积液等,皮肤肿块通常触之光滑,患者白细胞、血小板、CD4$^+$ T 淋巴细胞百分比等实验室指标均明显升高。

三、诊断方法

对感染部位(如骨髓、皮肤、血液、肺或淋巴结等)的临床样本进行真菌培养或镜检,有助于诊断马尔尼菲篮状菌病。

(一)细胞学和组织学检查

通过细胞学或病理标本活检可做出诊断。细胞学标本包括淋巴结细针抽吸、痰细胞学检查和皮屑直接涂片。外周血涂片中单核细胞内见到酵母样细胞,则可怀疑真菌血症。真菌染色如过碘酸希夫染色和乌洛托品银染色常呈阳性:可见具有特征性中央横隔的非芽殖酵母样细胞,结合真菌培养阳性则可以确诊。

马尔尼菲篮状菌的酵母样细胞较小且单纯从形态学上不易区分,因此有时在组织学检查时难以发现。此外,在部分艾滋病患者中可能不会形成肉芽肿,因此,对来自流行区的发热性艾滋病患者应进行特殊真菌染色检查,如乌洛托品银染色。

在组织细胞学水平,马尔尼菲篮状菌酵母相需要与许多微生物相鉴别。荚膜组织胞浆菌的大小和染色特性同马尔尼菲篮状菌相似,因此,荚膜组织胞浆菌是需要鉴别的首要真菌。马尔尼菲篮状菌和荚膜组织胞浆菌之间的主要区别在于中央横隔,因为马尔尼菲篮状菌通过二元裂变繁殖,而荚膜组织胞浆菌则为芽殖。另外,在 25℃培养温度下,荚膜组织胞浆菌生长较慢,需 2～3 周才可看出明显特征,而马尔尼菲篮状菌生长则相对更快,接种 2 天后即可形成 5mm 的菌落,且会产生特征性玫瑰红或酒红色色素。除此以外,两种真菌的地区流行病学特征也可帮助鉴别诊断。

（二）微生物培养

真菌培养是目前诊断马尔尼菲篮状菌感染的金标准。在所有临床标本中，骨髓培养的阳性率最高（约 100%），其次为皮肤活检标本（90%）和血培养（76%）。与 HIV 阴性患者相比，HIV 阳性马尔尼菲篮状菌感染患者的真菌血症发生率更高。马尔尼菲篮状菌可在自动化血培养系统和血培养结核分枝杆菌培养基中生长。在自动化血培养系统中，血培养阳性的时间平均约为 4 天（1.5～7 天）。尽管在 37 ℃下马尔尼菲篮状菌以酵母形式存在，但仍可在血培养后的革兰氏涂片中检测到分隔菌丝样结构。

（三）血清学和抗原检测

与 HIV 阴性患者相比，HIV 阳性患者体内的马尔尼菲篮状菌抗体水平较低，但抗原水平较高。2/3 的播散型马尔尼菲篮状菌病患者血半乳甘露聚糖实验（G 实验）阳性，因此 G 实验可辅助诊断马尔尼菲篮状菌病。

（四）分子检测

目前已有马尔尼菲篮状菌病特异性 PCR 检测方法，但并未用于常规的临床检测。

四、治疗与预防

（一）治疗

马尔尼菲篮状菌感染发病率高、进展快、致死率高，因此应尽早诊断并进行合理的抗真菌治疗。由于目前尚无针对马尔尼菲篮状菌病的诊疗指南，临床治疗方案多基于体外药敏试验和临床研究结果制订，存在一定的局限性。最常见的治疗方案为两性霉素 B 0.6mg/（kg·d）静脉滴注维持 2 周，后改用伊曲康唑 400mg/d，口服维持治疗 10 周。其他可使用的抗真菌药物以唑类药物为主，如伏立康唑等。

（二）预防

可为免疫系统受损或旅居于马尔尼菲篮状菌流行地区的人群提供相应药物（如伊曲康唑）以预防疾病，也可根据实际情况使用其他抗真菌药物。

在高效抗逆转录病毒治疗（HAART）期，50% 以上的患者在停止抗真菌治疗后 6 个月内马尔尼菲篮状菌病可复发，而使用伊曲康唑 200mg/d 进行维持治疗，可将复发率从 57% 降至 0%。因此，建议所有的患者在完成马尔尼菲篮状菌病抗真菌治疗疗程后，均应接受伊曲康唑 200mg/d 的维持治疗。随着 HAART 的普及，HIV 感染者免疫状况得到明显改善，抗真菌药物使用时间明显缩短，感染复发率也有所降低，因此维持治疗可在患者免疫系统功能恢复正常后停止；对于正在接受 HAART 治疗且 CD4$^+$ T 淋巴细胞计数＞ 100 个 /µl 超过 6 个月的患者，建议停止维持治疗。但当马尔尼菲篮状菌病复发或 CD4$^+$ T 淋巴细胞计数降至 100 个 /µl 以下时，应重新采用维持治疗措施。

第五章

真菌毒素感染

真菌毒素可用作生物安全威胁制剂。真菌毒素的症状具有非特异性或延迟性，很难确定疾病暴发是否与摄入毒素有关，因此需引起警惕。

一、真菌毒素的种类

（一）黄曲霉毒素

黄曲霉（*Aspergillus flavus*）毒素作为真菌的有害代谢产物，可导致患者出现细胞病变或肝硬化等症状，进而导致肝衰竭和癌症。黄曲霉毒素是由黄曲霉和寄生曲霉（*Aspergillus parasiticus*）菌株通过聚酮化合物途径，产生的双呋喃香豆素衍生物，主要包括黄曲霉毒素 B1、黄曲霉毒素 B2、黄曲霉毒素 G1 和黄曲霉毒素 G2 等。其中黄曲霉毒素 B1 是已知最致命的天然致癌物，也是产毒菌株产生黄曲霉毒素的主要类型。

黄曲霉毒素是农业生产中的常见真菌污染物。在农作物的存储中，农作物的高含水量和周围环境的高湿度有利于真菌的生长。黑曲霉（*Aspergillus niger*）也可以产生黄曲霉毒素，但其产出效率较低。从真菌学的角度来看，不同种类产黄曲霉毒素的菌株所表现出的产毒能力在质量和数量上都存在很大差异。除了农作物，乳制品也是黄曲霉毒素的间接来源。当母牛食用受黄曲霉毒素污染的饲料后，它们可通过代谢方式将黄曲霉毒素 B1 转化为其羟基化形式——黄曲霉毒素 M1。

黄曲霉毒素与对人类和动物的致毒性和致癌性有关。食用黄曲霉毒素引起的疾病统称为黄曲霉毒素中毒。急性黄曲霉毒素中毒可导致死亡；慢性黄曲霉病则会导致患者免疫抑制或引起包括癌症在内的其他疾病。肝脏是黄曲霉毒素代谢的主要器官，因此家禽、鱼类、啮齿动物和非人灵长类动物食用黄曲霉毒素 B1 时会发生肝损伤，但是不同物种之间的敏感性存在显著差异。在不同的物种内，宿主反应与其年龄、性别、体重、饮食、接触传染性药物、真菌毒素及药理活性物质等均有关。

黄曲霉毒素作为人类致癌物，其致癌性比导致急性中毒的危害性更大。饮食中黄曲霉毒素的暴露被认为是原发性肝细胞癌发生发展的重要危险因素，尤其是乙型肝炎患者。流行病学研究也发现肝癌的发病率可能与饮食中黄曲霉毒素摄入量有关。

利用分子流行病学的方法，可以找到致癌物与特定癌症之间的关联。因此可通过分析血液、牛奶和尿液中的黄曲霉毒素代谢物来进行黄曲霉毒素的生物监测。此外，还可以监测排泄的 DNA 加合物和血液蛋白加合物。黄曲霉毒素 B1-N7- 鸟嘌呤加合物是黄曲霉毒素暴露的最可靠尿液生物标志物，但仅反映短时间内的暴露情况。大量研究表明，黄曲霉毒素的致癌效力与体内形成的总 DNA 加合物的程度高度相关。

p53 抑癌基因的失活是原发性肝细胞癌发生发展的重要因素。对非洲和中国肝癌患者的研究表明，p53 抑癌基因第 249 位密码子的突变与 G 到 T 的转化有关。既往研究发现反应性黄曲霉毒素环氧化物容易结合到鸟嘌呤的 N7 位置。此外，黄曲霉毒素 B1-DNA 加合物可能导致 GC 转化为 TA。另外有证据表明黄曲霉毒素与肝外组织，特别是肺部的肿瘤相关。目前国际癌症研究机构已将黄曲霉毒素 B1 归类为 Ⅰ 类致癌物。在发达国家，食物监测可以使人们避免摄入大量黄曲霉毒素。

目前，在黄曲霉毒素的生物合成和分子生物学方面已经有相当多的研究。生物合成途径中的第一个稳定步骤是通过 Ⅱ 型聚酮化合物合酶生成去甲酚酸（一种蒽醌前体）。随后进行一系列的合成反应，包括至少 15 个聚酮化合物合酶缩合步骤，从而产生一系列毒性更大的代谢产物。杂色曲霉素是一种二氢呋喃毒素，是黄曲霉毒素合成途径中的晚期代谢产物，也是多种物种如杂色曲霉（*Aspergillus versicolor*）和构巢曲霉（*Aspergillus nidulans*）的最终生物合成产物。构巢曲霉中的葡萄球菌毒素生物合成是分子遗传学的一个高效模型系统，目前已对来自构巢曲霉的葡萄球菌毒素基因簇的基因进行克隆并完成测序。来自黄曲霉和寄生曲霉的黄曲霉毒素途径酶的同源基因显示出与葡萄球菌毒素途径基因的高度序列相似性。

（二）橘青霉素

橘青霉素（citrinin）首先从青霉菌中被分离出来；随后，又在十几种青霉菌和数种曲霉菌——如土曲霉（*Aspergillus terreus*）和雪白曲霉（*Aspergillus niveus*）——中被分离出来，从某些卡门培尔尼青霉菌（用于生产奶酪）、米曲霉（*Aspergillus oryzae*，用于生产清酒、味精及酱油）、红曲霉（*Monascus purpureus* Went.）中也分离出了橘青霉素。

橘青霉素与黄米病有关，也被认为是猪肾病的病因。在动物实验中发现，橘青霉素具有肾毒性，但其急性毒性在不同的物种中有所不同。50% 致死剂量：鸭子为 57mg/kg；鸡为 95mg/kg；兔子为 134mg/kg。橘青霉素可以与曲霉毒素 A 协同发挥作用，抑制鼠肾组织中 RNA 的合成。

据报道，小麦、燕麦、黑麦、玉米、大麦和大米都含有橘青霉素。在某些使用红曲霉色素着色的素食及意大利的自然发酵香肠中也发现了橘青霉素。

（三）麦角生物碱

麦角生物碱（ergot alkaloids）是真菌代谢产物之一，被归类为吲哚生物碱，衍生自四环麦角灵结构。麦角酸是所有麦角生物碱共有的结构，于 1934 年首次分离得到。麦角生物碱包括麦角胺和麦角酰胺（麦角碱）。这些化合物以生物碱的有毒混合物形式出现在草类的菌核中，是各种草种的常见病原体。宿主通过食用被污染的谷物（通常是受污染的面粉制成的面包）而感染，所患疾病被称为麦角菌病。通常麦角菌病有两种形式：坏疽型和惊厥型。坏疽型主要影响四肢的血液供应，而惊厥型主要影响中枢神经系统。

在中世纪的欧洲，人类的麦角菌病相对普遍。18世纪英国医生乔恩·赫克萨姆（Jon Huxham）所描述的"慢性神经性发热"可能是人类麦角菌病的表现。慢性神经性炎症通常发生在夏季，严冬后发病率开始下降，因此赫克瑟姆怀疑该疾病是由"受污染的食品"造成的。

虽然现代的谷物清洁方法几乎消除了麦角菌病，但由于其主要侵犯牛、羊、猪和鸡等动物，麦角菌病仍然是一个重要的兽医学问题。动物麦角菌病的临床症状包括坏疽、流产、惊厥、泌乳抑制、超敏反应和共济失调等。

麦角生物碱也可作为药物使用，其可诱导平滑肌收缩。多年以来的经验使人们观察到在被麦角菌感染的草上放牧会导致妊娠的家畜流产，因此，助产士把麦角生物碱用作堕胎药和加速子宫收缩的药物。在20世纪，瑞士巴塞尔的Sandoz实验室对麦角生物碱进行了研究，发现了著名的致幻剂麦角酸二乙酰胺（LSD）。一位名叫霍夫曼的化学家将肽键中不同位置的胺与麦角酸结合在一起，产生了第一个半合成麦角生物碱（也称为麦角新碱），并通过改变氨基醇的成分获得了甲醚，后被广泛用于控制分娩后出血。霍夫曼进一步合成了D-麦角酸二乙酰胺（LSD-25）。1943年，通过偶然摄取了某些化合物，霍夫曼发现这种半合成衍生物的致幻特性，后Sandoz实验室将LSD以Delysid的商标销售给医院精神科，但是其对治疗精神分裂症并不成功。目前，纯麦角胺已被用于治疗偏头痛；其他麦角衍生物可用作催乳素的抑制剂，可用于治疗帕金森病和脑血管功能不全等。其作为毒素和作为药物的临床剂量很接近，因此麦角生物碱的治疗性给药可能引起人类麦角菌病的偶发病例。

（四）伏马菌素

伏马菌素（fumonisin）于 1988 年首次被发现，该家族中产量最高的成员是伏马菌素 B1，由丙氨酸缩合成乙酸酯衍生的前体合成。许多镰刀菌属真菌可产生伏马菌素，其中轮枝镰孢菌（*Fusarium verticillioides*）具有重要价值，其在玉米营养和生殖组织中作为内生菌生长，通常不会在植物中引起疾病症状；但是如果存在合适的天气条件、昆虫危害，以及适当的真菌和植物基因型，则可能导致幼苗枯萎和茎秆腐烂。几乎所有玉米样品中都存在轮枝镰孢菌。大多数菌株不产生毒素，因此该类真菌的存在并不一定意味着伏马菌素也存在。

在人类中，伏马菌素可能与食管癌的发生有关。在中国和意大利东北部地区，伏马菌素 B1 的大量摄入与食管癌的高发生率相关。印度曾有 27 个村庄的病例可能是因为食用了由发霉的高粱或玉米制成的发酵饼，导致伏马菌素 B1 的急性暴露，从而引起了短暂的腹痛、硼酸杆菌中毒和腹泻等症状。在动物实验中，伏马菌素可通过干扰鞘脂代谢影响动物健康，如引起脑白质疏松、肺水肿和产生猪胸腔毒素，以及对大鼠的肝毒性和致癌作用。此外，伏马菌素可以引起神经管畸形。国际癌症研究机构评估了伏马菌素对人类的癌症风险，将其归类为 2B 类（可能致癌）。

与大多数已知的可溶于有机溶剂的真菌毒素不同，伏马菌素是亲水性的，所以加大了研究难度。伏马菌素通常从甲醇水溶液或乙腈水溶液中萃取，带有荧光检测的高效液相色谱法是最广泛使用的分析检测方法。

（五）赭曲霉毒素

赭曲霉毒素（ochratoxin）于 1965 年首次被发现，为赭曲霉（*Aspergillus ochraceus*）的一种代谢产物，此后不久，又从美国的商业玉米样品中被分离出来，被认为是一种肾毒素。已发现的赭曲霉毒素家族成员包括许多不同种类曲霉的代谢产物，如金头曲霉（*Aspergillus auricomus*）、炭黑曲霉（*Aspergillus carbonarius*）、青曲霉、米曲霉和黑曲霉等。考虑到黑曲霉广泛用于生产供人类食用的酶和柠檬酸，所以应当尽力确保工业生产菌株不产生赭曲霉毒素。现在认为大麦的常见污染物疣状青霉是唯一被证实可产生赭曲霉毒素的青霉菌。在大麦、燕麦、黑麦、小麦、咖啡豆和其他植物产品中均发现赭曲霉毒素A。与其他真菌毒素一样，真菌生长的基质、水分含量、温度及竞争性菌群的存在均会影响真菌毒素产生的水平。

在曲霉毒素中，赭曲霉毒素与黄曲霉毒素具有同等重要的地位。动物研究表明，赭曲霉毒素A也是一种肝毒素、免疫抑制剂、致畸物和致癌物。赭曲霉毒素A以多种方式干扰细胞生理过程，主要机制可能是抑制参与苯丙氨酸RNA复合物合成的酶。此外，赭曲霉毒素A也能抑制线粒体ATP的产生并刺激脂质过氧化。

在血液、其他动物组织（如猪肉）及包括人乳在内的一些奶制品中均检测到赭曲霉毒素。据报道，赭曲霉毒素是导致猪肾病的病因之一。在丹麦，猪肾病的发生率和赭曲霉毒素的污染程度高度相关。

赭曲霉毒素与人类疾病也有关，其所致疾病称为巴尔干肾病。这种疾病的临床表现为进行性慢性肾炎，病例集中在罗马尼亚、保加利亚。目前地方性巴尔干肾病的病因尚不明确，但许多真菌毒素学家均将其列为赭曲霉毒素中毒。人类暴露于赭曲霉毒素的情况很普遍，来自加拿大、瑞典的研究发现人类血液和血清中都有赭曲霉毒素。塞拉利昂关于儿童尿液的分析研究发现，全年都检测到了赭曲霉毒素和黄曲霉毒素。鉴于已知的人类暴露，以及来自动物研究的大量毒理学数据，欧盟科学委员会建议将赭曲霉毒素A的最大耐受摄入量水平降至每天5ng/kg。国际癌症研究机构已将赭曲霉毒素定为可能的人类致癌物（2B类）。

（六）棒曲霉毒素

棒曲霉毒素（patulin）在 20 世纪 40 年代首先从青霉（penicillium）中分离出来。早期许多研究旨在利用其抗生素相关的活性，如棒曲霉毒素有作为治疗普通感冒的鼻喷雾剂的潜力，但是除了具有抗菌、抗病毒等特点外，棒曲霉毒素还对动植物都具有毒性，这也使其告别了作为抗生素的临床用途。在 20 世纪 60 年代，棒曲霉毒素被重新分类为真菌毒素。

青霉菌是引起棒曲霉毒素污染的最常见原因之一。在未发酵的苹果汁中经常能发现棒曲霉毒素。联合国粮食及农业组织与世界卫生组织联合食品添加剂专家委员会已经确定了棒曲霉毒素的每日最大耐受摄入量为 0.4mg/kg。

（七）单端孢霉烯族化合物

单端孢霉烯族化合物（trichothecenes）可由许多真菌（如镰刀菌、枝链霉菌、木霉、毛霉菌等）产生，其由 60 多种倍半萜类代谢物家族组成。单端孢霉烯族化合物因首先在毛曲霉素中发现而得名。所有的单端孢霉烯族化合物都含有一个共同的 12,13- 环氧三氯甲烷骨架和一个带有各种侧链取代基的烯键。单端孢霉烯族化合物主要来源于发霉的粮食和饲料，当人或动物食用被毛霉菌素污染的粮食或饲料后，会出现呕吐和消化道出血症状；直接接触该类毒素则会导致皮肤炎症。

根据 C-4 和 C-15 之间是否存在大环酸酯或酯醚链结构，可将单端孢霉烯族化合物分为大环结构或非大环结构。非大环结构的毛霉菌素可分为 A、B 两类。镰刀菌属（Fusarium）是产生非大环结构毛霉菌素的优势真菌属。

单端孢霉烯族化合物可以强力抑制真核细胞蛋白合成的各个阶段。木霉素是第一个被发现可以抑制肽基转移酶活性的单端孢霉烯族化合物。虽然所有的毛霉菌素都通过与核糖体结合位点结合来抑制肽基转移酶，但它们发挥的作用却不尽相同，这可能与其带有的官能团不同有关。12,13- 环氧基对于抑制蛋白质合成至关重要，而减少 C-9 和 C-10 之间的双键可降低毛霉菌素的毒性。

在由镰刀菌属产生的单端孢霉烯族化合物中，对二乙酰镳草镰刀菌烯醇、脱氧雪腐烯酚的研究最为深入。脱氧雪腐烯酚是谷物中最常见的霉菌毒素之一，当农畜大量摄入时，会出现呕吐、腹泻等症状。摄入量较少时则会出现体重下降和拒绝进食等现象。虽然它的毒性比许多其他的毛霉菌素弱，但其分布最为广泛，普遍存在于大麦、玉米、黑麦、小麦种子和混合饲料中。

单端孢霉烯族化合物主要通过抑制蛋白的合成导致脊柱动物体内各个系统功能障碍，而目前对其抑制蛋白合成及代谢的机制尚不了解。在动物中，天然存在的单端孢霉烯族化合物以二乙酰镳草镰刀菌烯醇毒性最强，其除了具有细胞毒性外，还可以抑制动物的免疫系统，从而诱发胃肠道反应、皮肤症状和神经系统症状等。

二乙酰镳草镰刀菌烯醇可能与人类食物中毒性白细胞缺乏症密切相关。该病主要表现为皮炎、呕吐和造血功能障碍等。急性期可伴有口腔黏膜坏死，鼻腔、口腔、阴道的出血和中枢神经系统功能障碍，因此时常被误诊为白喉或坏血病。

（八）玉米赤霉烯酮

玉米赤霉烯酮（zearalenone）是禾谷镰刀菌（*Fusarium graminearum*）的次级代谢产物，其通用名称为玉米烯酮。几乎在其被发现的同时，人类也提取出另一组与其结构类似的毒素，命名为 F-2 毒素。早期许多文献都将玉米赤霉烯酮和 F-2 毒素作为同义词，其类似物家族分别称为玉米赤霉烯酮家族和 F-2 毒素家族。玉米赤霉烯酮同由人卵巢产生的可与哺乳动物靶细胞中的雌激素受体结合的 17- 雌二醇十分类似。因此，它也被称为植物雌激素。

玉米赤霉烯酮可由禾谷镰刀菌、黄色镰孢（*Fusarium culmorum*）、木贼镰孢（*Fusarium equiseti*）等通过聚酮化合物途径生物合成。这些真菌是全世界谷物作物的常见致病菌。自 1920 年以来，人们发现食用发霉的谷物可以促进猪的雌激素分泌。现代研究表明，膳食中玉米赤霉烯酮的浓度低至 1.0mg/L 时仍可能会导致猪的高雌激素综合征。较高浓度的玉米赤霉烯酮会导致受孕、流产和其他问题。

玉米赤霉烯酮的还原形式——玉米赤霉烯醇，可以增强雌激素活性。其商品名为 Zeranol，可用于绵羊和牛等动物；其虽于 1989 年被欧盟禁止，但目前仍在世界其他许多地区使用。目前在临床上，玉米赤霉烯酮也用于治疗女性绝经后症状，并且已经获得口服避孕药的专利。有研究报道，波多黎各女性月经初潮时间提前，可能与地区饮食中含有的玉米赤霉烯酮和相关化合物有关。

玉米赤霉烯酮及其代谢产物家族的相关科学研究仍较局限。有些化合物的生物效力很高，但其实际毒性却很低。在动物研究中发现，玉米赤霉烯酮的 50% 致死剂量在雌性大鼠中 > 10 000mg/kg，在雌性豚鼠中为 5000mg/kg，而 1g/kg 就可能在雌性猪中检测到子宫源性反应。加拿大和斯堪的纳维亚地区的流行病学数据表明，玉米赤霉烯酮直接导致人类发病的风险很低，推荐的玉米赤霉烯酮的安全摄入量为 0.05μg/（kg·d）。

（九）其他潜在的真菌毒素

罗克福尔青霉和酪生青霉（用于生产霉菌化奶酪的微生物）会产生许多毒性代谢产物，如青霉酸、异烟棒曲霉素、异黄酮 A 和异黄酮 B、PR 毒素和环二氮酸等。这些真菌毒素可引起家畜震颤反应。真菌性震颤是由某些曲霉菌、青霉菌和棒状菌产生的含有修饰吲哚结构的化合物所致。青霉菌会产生青霉菌素 A，已有报道表明犬中毒，以及病理性震颤、呕吐和血性腹泻等症状的发生与这种化合物有关。

吲哚 -4- 甲酸是一种从环青霉（现在的青霉菌）中分离出来的环吡唑酮酸。这种霉菌毒素可由数种曲霉产生，作为一种钙依赖性腺苷三磷酸酶（ATPase）的特异性抑制剂，可参与调控跨细胞膜的离子运输。环吡唑酮酸可在多种食物样本中检测到，如人们曾在导致火鸡暴发型死亡综合征的花生粉样品中分离出环吡唑酮酸。一些用于生产奶酪的青霉菌菌株中也曾检测到环吡唑酮酸。

二、临床症状

真菌毒素中毒的症状不仅与真菌毒素的类型、摄入剂量和接触时间长短相关，而且与宿主的年龄、健康状况、性别、遗传、饮食和是否同时与其他化学物质接触关系密切。若同时存在维生素缺乏、低体重、嗜酒及患其他感染性疾病等情况，可能会使患者病情加重，同时真菌毒素中毒也可能会增加患者罹患其他疾病的风险。

真菌毒素与所有毒理学综合征一样，可大致分为急性中毒和慢性中毒。急性中毒一般指发病迅速且具有明显的毒性反应；而慢性中毒主要是指长期低剂量暴露而导致癌症或其他对机体不可逆性的损伤。需要注意的是，真菌毒素的急性中毒和慢性中毒很难区分，但是人类真菌毒素感染大都与慢性中毒（如诱发癌症、肾脏毒性和免疫抑制等）有关。相较而言，真菌毒素引起的急性中毒性疾病（如"火鸡X综合征"、麦角中毒和水生植物毒素中毒等）相对少见。因此，进行大规模的流行病学研究来探究真菌毒素与疾病发生之间的剂量依赖相关性非常必要。通过动物模型或者小范围的感染人群研究也可以为探明两者间的关联提供参考。对环境或生物进行监测可进一步确定人类真菌毒素的暴露情况，环境监测过程中主要检测食物、空气或其他样品中的真菌毒素含量；而在生物监测过程中，则直接检测组织、体液和排泄物中残留物、合成物及代谢物的含量。

通常，在食物处理和储存条件较差的地方更容易发生真菌毒素的暴露。但即使在发达国家，特定的人群也容易受到真菌毒素感染，如以玉米制品为主食的拉美裔人群，以及在可能带有大量真菌的建筑物居住的城市人群，均有较高的暴露风险。

三、诊断

当怀疑存在真菌毒素相关中毒症状时，需对有毒真菌和真菌毒素进行快速现场检测。常用检测方法包括分子生物学技术、薄层色谱、酶联免疫吸附试验和流式荧光免疫测定等。

四、治疗与预防

（一）治疗

目前，对于真菌毒素感染，除了支持疗法外，并无特异性的治疗。最初用于治疗血吸虫病的奥替普拉，已用于暴露在黄曲霉毒素环境中的中国人群的治疗。

（二）预防

目前控制真菌毒素感染的措施多以预防为主，包括规范农业操作和充分干燥收获后的农作物。而目前也正在研究防止农作物在收获前被感染的方法，包括通过植物育种和基因工程提高宿主抗性、使用生物防治剂及直接靶向调控真菌相关的调节基因。真菌毒素是食物的"天然"污染物，因此目前这些方法都无法完全奏效。解决该问题的有效手段仍是政府部门对真菌感染粮食的监管和定期筛查。

第六章

高危真菌生物威胁检测方法进展

及时、有效、精准的检测手段对于明确是否存在生物安全威胁至关重要。目前很难将人群被生物安全威胁制剂感染后的初始症状与人群被其他良性制剂感染后的症状完全区分开。值得注意的是，若仅发现真菌存在，但并未产生任何毒素，则很难证明某种疾病是由真菌毒素直接造成的结果。因此，证明真菌感染导致疾病与证明真菌毒素导致疾病具有明显差异。此外，即使检测到真菌毒素，也很难证明它们是特定的人畜共患病原体。因为人们很容易误将急性真菌毒素中毒的症状归咎于其他原因，所以实际上真菌中毒的发生率可能比目前研究的结论更高，但是要证明癌症和其他慢性病是由真菌毒素暴露引起的依旧困难。总之，在缺乏适当的诊断标准和可靠的实验室检测的情况下，真菌毒素中毒很难直接确诊。

目前，免疫技术联合分子生物学技术的应用，对于发现早期感染并立即采取治疗措施具有很重要的意义；这些技术的应用也可以及时为某个已被生物安全威胁制剂污染的地区提供预警，以便立即采取保护措施以防止感染进一步播散。目前主要有以下检测方法。

一、免疫学检测方法

普通民众通常很难察觉到恐怖组织或军事力量在释放生物安全威胁制剂。例如，2001 年秋季，美国东部发生炭疽热袭击，在暴露几天后才陆续有患者表现出非特异性的流感样症状。一旦明确生物安全威胁制剂的类型和投放的方法，公共医疗体系就应当迅速采取相应措施。

关于生物安全威胁制剂造成的后果，需考虑其雾化能力、传染性或毒性与达到最终效果所需剂量之间的关系。此外，如环境稳定性、生产能力、疾病严重性和传播能力等也决定了哪种生物安全威胁制剂最可能被使用。鉴于呼吸道对大多数生物安全威胁制剂最为敏感，因此生物安全威胁制剂大部分以气雾剂形式存在，各种真菌也易于分散在气雾剂中。当针对这些威胁特征对潜在病原体进行反向排查时，炭疽杆菌（可致炭疽）、天花病毒（可致天花）被认为是极大可能会造成大规模人员伤亡和社会动乱的生物安全威胁制剂；肉毒杆菌神经毒素、鼠疫耶尔森菌和土拉热弗朗西丝菌也是需要警惕的生物安全威胁制剂；此外，还需警惕类鼻疽伯克霍尔德菌、鼻疽伯克霍尔德菌、立克次体、伯克氏菌、委内瑞拉马脑炎病毒、马尔堡病毒、埃博拉病毒及流感病毒等；而各种容易被忽视的真菌性生物安全威胁制剂也需要引起重视。

（一）免疫层析法

关于免疫层析法的报道最早出现在 20 世纪 60 年代后期，最初其被用来检测血清蛋白，后来逐渐用于定量检测生物体液中的药物、全血中的茶碱和小鼠免疫球蛋白等。目前，免疫层析法已被广泛应用于如传染病、癌症、心血管疾病、胰腺炎等多种疾病的检测。在药物监测、食品安全和兽医学等领域，同样可以使用免疫层析法进行相关检测。

免疫层析法的特点是分析速度快、操作简单，约 15 分钟就会出结果，操作时只需要在样品缓冲液中稀释待测试剂，然后在测试条上滴加几滴稀释液即可读取结果。经典的手持式测定装置包含胶体金（或其他）标记的抗体，干燥后放在贴有硝酸纤维素条的过滤垫上。检测时，将标本于缓冲液中重悬，然后加到含有胶体金标记抗体的过滤垫上。抗体可以特异性结合样品中存在的相关抗原，所得复合物沿膜逐渐延伸，并与抗体结合，胶体金出现红线为阳性结果。目前，还有许多使用不同检测系统的类似检测方法，如基于乳胶颗粒的检测方法等。

当前的手持式装置仍然存在一些局限性。第一，每个检测条只能检测一种试剂。因此，如果需要对未知样品进行测试，通常必须进行多次测定才能得到初步结果。第二，每种测定法对各自的靶标试剂都有不同的灵敏度。一般对细菌的测定是最灵敏的，能够检测到 $2\times10^5\sim2\times10^6$CFU/ml，而毒素试剂的测定灵敏度则在 50pg/ml～50ng/ml。针对病毒的检测方法通常灵敏度最低，范围为 $2\times10^5\sim5\times10^7$PFU/ml。第三，阳性结果为胶体金产生的红线，因此灵敏度仅限于肉眼可见。通常用 0～5 来对这些测定的检测灵敏度进行定量，红线强度越高，则数值越高，判定的数值可能因主观差异而有所不同。

在检测和标记技术中，将分析的灵敏度提高至少一个数量级，并使检测量化（不仅是主观的）的技术有利于提升当前手持式分析的检测效能。如为了检测可能存在于体内或环境样品中极低水平的抗原，传统的胶体金标记层析法的灵敏度可以通过使用银增强步骤提高一个数量级。对四种初级免疫分析进行增强，包括间接测定免疫层析分析（手持分析）、酶联免疫吸附试验（ELISA）、增强化学发光法（ECL）和时间分辨荧光检测法（TRF），经检验，增强前和增强后的敏感度分别为 100ng/ml 和 100pg/ml，增强后灵敏度更高，且不需要专业机构人员来读取化验结果，适用于现场检测。

抗体标记的替代方法与专门的定量读取器相结合，也可以使免疫层析法灵敏度显著提高：如包含氧化铁（Fe_3O_4）或氧化铁和多糖的超顺磁性纳米颗粒基质可以代替胶体金用于标记抗体。在对伤寒特异性抗体进行检测，以及细胞分离和抗体分选等领域，证明了它们在实验室中有广泛应用的潜力。标记的抗体抗原混合物与膜一起被吸收，并沉积在固相抗体的部位，再在抗原收集区中测量磁通量。该技术具有三个优点：第一，其信号是永久性的，可以多次读取；第二，信号是定量的，可以定义为以毫伏为单位的值；第三，产生的信号与放射性核素标记或比浊法所见的检测极限相当。

（二）ELISA 法

在 20 世纪 70 年代初，不依赖于颗粒凝集或放射性标记的抗原抗体定量检测方法奠定了固相酶偶联试剂的基础。通过对结合到抗原或抗体上的酶化学偶联进行标记，可以检测固相上形成的免疫复合物，洗去多余的试剂后，免疫复合物与底物相互作用，可以产生直接可见和（或）可定量测定的有色产物。这种检测方法即 ELISA 法，该方法稳定且简单，可通过使用固相载体实现结合部分和游离部分的分离。ELISA 法具有操作简单和敏感度高的双重优势，因此可以在实验室用于筛选大量低容量待测样品。

通常，双位点抗原捕获测定法可用于检测生物安全威胁制剂，该方法简单、特异、灵敏，并且容易转换成前述的免疫层析法。双位点抗原捕获测定法的主要步骤：先将固定在固相上的抗体（通常是亲和力较高的单克隆抗体）与测试样本（以及阳性和阴性对照样品）进行反应；洗涤后，该复合体进一步暴露于针对同一抗原的稀释抗体；最后加入偶联抗体，使反应可视化。这种测定法的灵敏度和特异度很高，在该过程中，抗原必须具有多个与抗体结合的表位，或者有在空间上相距较远但重复的单一表位。在该方法中，使用单克隆抗体通常可以完成高特异度的测定；而使用多克隆抗体可以极大地扩大同一种细菌、病毒或真菌等分离物的检测范围。

（三）TRF 测定法

TRF 测定法采用独特荧光特性的镧系元素螯合物进行标记，TRF 具有非常长的荧光衰减时间和非常大的斯托克斯位移。较长的荧光衰减时间可以在背景完全消退后再测量荧光。此外，该标记物是一种稀土螯合物，是可从抗体或检测分子中解离成保护性胶束的一种新的强荧光螯合物。TRF 测定法灵敏度较高，可以代替 ELISA 法。

TRF 测定法采用传统的 96 孔两点抗原捕获方式，通常是在固定于固相上的捕获抗体（通常是高亲和力的单克隆抗体）中加入待测样品（以及阳性对照和阴性对照样品），清洗后加入用镧系元素（铕、钐、铽或镝）螯合物标记的同一抗原的稀释过的检测抗体。TRF 检测通常使用铕作为标记，然后加入低 pH 的增强液，使镧系元素从标记的化合物上解离。这种形式的镧系元素具有很强的荧光。与 ELISA 一样，抗原必须具有多个可结合抗体的表位，或具有在空间上相距较远但重复的单一表位。由于所用抗体作用方式的一致性，TRF 与 ELISA 具有许多相同的局限性。此外，使用 TRF 测定法时为了避免镧系元素污染，可以使用专用的测量设备和严格的清洗技术。

由于镧系元素标记的高度荧光特性，TRF 分析的主要优势是可将灵敏度提高一个数量级。TRF 分析已经用于临床标本的检测，可用于检测低于 ELISA 灵敏度的蛋白质，以及临床和环境样本中的生物安全威胁制剂。与 ELISA 法一样，TRF 测定法可以通过相应修饰来检测血清免疫复合物。

（四）免疫磁分离 - 增强化学发光技术（IMS-ECL ASSAYS）

免疫磁分离方法（IMS）抗体亲和力高，可以有效捕获、分离、纯化和浓缩可溶性的颗粒抗原，因此能够从各种复杂的生物基质中捕获和浓缩抗原。与传统的 ELISA 和湍流珠悬液中的免疫反应相比，IMS 的主要特点是增加了反应动力学效能。此外，磁珠快速混合可以促进可溶性抗原的快速捕获，缓慢混合则可与颗粒抗原温和对接。磁珠的另一个优点是，在磁场环境中抗体捕获物质可与周围环境快速分离，磁珠含有顺磁性磁铁矿（Fe_3O_4），在有外部磁场的情况下同样可以磁化。磁珠大小有所不同，从纳米级到微米级不等，通常呈球形，取决于厂家和用户的最终需求。

ECL 检测方法和原理类似于 ELISA 和 TRF 技术，由重金属螯合物 Ru（Ⅱ）三联吡啶 $Ru(Bpy)_3^{2+}$ 偶联到抗体检测器上完成。首先，$Ru(Bpy)_3^{2+}$ 和三丙胺（TPA）在阳极表面被氧化，TPA 失去一个质子，成为一种强有力的还原剂，这使得 $Ru(Bpy)_3^{2+}$ 通过电子载流子 TPA

的高能电子转移而进入高能态，导致其在 620 nm 处可检测到光发射。Ru（Bpy）$_3^{2+}$ 在反应过程中不被消耗，并且可被缓冲液中的 TPA 再次氧化激发。目前，ECL 法已经被一些研究机构用于检测生物安全威胁制剂病原体，包括炭疽杆菌和葡萄球菌肠毒素 B 等。与 TRF 测定法一样，IMS 和 ECL 法同样有与 ELISA 类似的限制，这些限制主要由所使用抗体的亲和力决定，亲和力越高，检测敏感度越高。除此之外，该方法与其他高灵敏度分析一样，需仔细研究信噪比，分析检测极限。

二、基于核酸的检测

（一）基因芯片

目前产毒真菌（如黑曲霉、黄曲霉、禾谷镰刀菌等）的完整基因组序列已经开源，相关开发和使用这些序列的微阵列的研究正在进行中。基因表达微阵列可以同时分析大量基因，并提供完整的结果。由于引起相关生物安全威胁的通常不是单个物种，而是一系列复杂真菌的共同作用，这些真菌往往在系统发育上关系密切，但毒性却不同（如小麦上的镰刀菌赤霉病、玉米上的镰刀菌穗腐病、葡萄上的曲霉黑腐病），因此微阵列技术对于检测同属或不同属的产毒真菌具有非常重要的意义。

产毒真菌种群的快速检测对于预防相关风险十分重要。目前一些基于 PCR 的分子生物学方法已经出现，在鉴定产毒真菌时更灵敏、准确和快速。从特定的系统发育信息中获得的共通序列的 PCR 鉴定结果可以推断出相应产毒真菌的类别。最常见的是利用核糖体基因间隔区 DNA（IGS rDNA）、β 微管蛋白、钙调素、延伸因子和 AFLP 序列的种间差异等。

根据靶位点设计 PCR 引物，用于扩增与某些毒素生物合成的相关基因，也可用于鉴别产毒真菌种类。DNA 微阵列由已知序列和有特异性的 DNA 分子集组成，固定在固体表面，将含有先前标记的 DNA 或

RNA 的样品加到载体表面,互补序列可以结合到特异性的 DNA 探针上,杂交后成像,进行定量或定性分析。有学者提出一种新型低复杂度寡核苷酸芯片,可用于鉴定产毒真菌。

基因芯片也可用于检测相关生物安全威胁毒素,如霍乱毒素。DNA 微阵列主要基于靶基因标志物与相关毒素的反应。使用 DNA 微阵列检测生物制剂依赖于基因标记,当细胞暴露在毒素中时,基因标记会做出反应。如需检测含有神经节苷脂 GM1 的霍乱毒素细胞系,则标记参与霍乱毒素 A 亚单位跨细胞膜转移的糖脂。核酸技术还可以通过 DNA 序列来鉴定人工修饰或合成的病原体及目前未知的病原体。

(二)聚合酶链反应

核酸技术在病毒、细菌的检测和鉴定方面有广阔的应用前景,它们可以特异性识别靶序列。目前使用聚合酶链反应(PCR)扩增技术检测到飞摩尔(fmol)及阿摩尔(amol)级别的核酸很常见。已有研究从单个炭疽孢子中检测 DNA,证明了核酸技术的高度敏感性。同样,另有研究使用实时 PCR 检测到单个土拉热弗朗西丝菌生物体。与微生物技术相比,这类技术速度较快,但通常仍需要几个小时,而实时 PCR 可在 1 小时内完成快速检测。

但是,核酸检测仍有很多缺点。首先,放大微量 DNA 的能力意味着可能的杂质污染物也会被放大,因此杂质污染可能是一个大问题。核酸技术需要纯净的未降解的核酸,这要求制备大量的样品。进行核酸分析步骤需要:①从目标样本释放足够数量的 DNA 进行扩增。②去除 PCR 抑制物,如核糖核酸酶或脱氧核糖核酸酶和其他蛋白质。这一步骤可能受到许多因素的影响,包括细胞类型、细胞周期阶段(无论是细胞还是孢子)和样本基质。③ RNA 样本远不如 DNA 稳定。尽管存在这些潜在的问题,但 PCR 技术已被用于检测炭疽孢子、土拉热弗朗西丝菌和正痘病毒。此外,已有研究证明使用 PCR 鉴定病原体的核酸检测方法可以在野外条件下由非专业人员执行,手持式 PCR 仪已接近商业化,与现有的实验室技术相比，其在检测土拉热弗朗西丝菌时效果良好。

三、其他

（一）生物传感器

核酸生物传感器检测生物安全威胁制剂具有明显的优点。例如，在使用夹心试验法检测萌发孢子中的 mRNA 时，炭疽序列的特异性寡核苷酸固定在聚醚砜膜上（捕获探针），同时合成了与靶序列差异部分互补的报告探针。报告探针与含有荧光染料磺酰罗丹明 B 的脂质体偶联后，将包含捕获探针的膜放入扩增的报告探针的混合液中，形成"三明治"结构，该结构的膜会发出荧光。这类生物传感器的优点是能够在 4 小时内检测到小至 1 飞摩尔分子的目标，且不容易受其他微生物的影响。此外，通过基因活性成分的 mRNA 检测，还可以提示这些孢子是有活性的，并且不会与无活性孢子发生交叉反应。通过延长样品制备时间，可以获得更高的灵敏度，甚至可以达到从单个孢子中检测 mRNA 的水平。

目前已有自动化样品制备、DNA 扩增和检测一体化的商业化系统。对于真正便携的手持设备来说，用户只需简单地将样本与生物传感器接触，整个检测过程即完全自动化（手持热循环仪仍需要准备 DNA 样本）。目前的研究重点是优化 DNA 固定载体、新型标记方法、转导方法和设备便携化。

DNA 生物传感器在一些领域已经取得了重大进展，如保持高灵敏度、区分完全互补序列和包含单个碱基对错配的序列的能力。对样品前处理的研究目前仍然较少，延缓了便携式 DNA 生物传感器的发展。如果不能使样品制备步骤自动化，并且不能将整个分析时间减少到几分钟，将限制生物传感器的大规模推广及使用。

（二）电子鼻

在指数生长期，许多真菌会释放出低分子量的挥发性有机化合物，这些化合物为次生代谢产物。这些挥发性有机化合物的化学结构多样，包括酮、醛、醇，以及中、高度变性的芳烃和脂肪烃等。挥发性有机化合物在生长介质和特定条件下保持质量稳定，因此，多传感系统技术（如电子鼻）是一种极具前景的分析真菌暴露的方法，可以在几分钟内准确评估。

电子鼻由具有部分特异性的电子化学传感器阵列和适当的模式识别系统组成，能够识别简单或复杂的气味，并可对其他气体混合物进行定性和定量分析。电子鼻已被成功用于区分面包上产赭曲霉毒素/橘青霉素的疣状青霉菌。这种电子鼻的功能原理与人类鼻相似：一种或多种挥发性（气味）成分和一系列传感器（受体）之间会发生系列反应，反应速度极快，产生的信号取决于转换方法（电、光、质量变化等）。电子鼻可以使用几种类型的气体传感器，每一种都基于不同的制备技术和方法。这些传感器具有高特异度、高选择性和高灵敏度，因此可以获得样品的准确结果（指纹图谱）。

电子鼻利用了传感器不可避免的交叉反应性。将传感器连接到阵列配置中，并在随后的数据处理步骤中分析传感器的反应，以对被检样本进行定性和定量分析。被研究样品的化学模式由传感器转换为电子鼻的反应模式，后者的维度低于化学模式。电子鼻的特点是将每个传感器的固有灵敏度和选择性特性相结合，化学模式本身的分类能力保存程度与电子鼻的工作效率成正比。

阵列中的传感器反应不需要像传统方法那样追求高特异度，而更着重广泛的化合物检测。传感器阵列对于不同的样本，产生反应的表现形式是明显不同的。因此，传感器的低特异度成为电子鼻正常运行的基本要求。

电子鼻校准方法如下：通过向传感器阵列提供不同的化学物质，建立标准数据库，用于训练模式识别系统。通过配置识别系统，可以对混合物中的每个成分进行分类和量化。传感器阵列通常需要联合模式识别和多变量分析方法，以从传感器输出信号中提取最有用的信息，从而实现快速地分析数据。因此，各种传统的化学计量学分析方法，如主成分分析（PCA）、聚类分析（CA）、多元线性回归（MLR）、主成分回归（PCR）、偏最小二乘（PLS）及基于人工神经网络（ANN）的非线性方法都可用。

虽然电子鼻还远远不能取代人类嗅觉系统，但其前景广阔。目前，电子鼻最大的市场是食品行业，主要用于食品生产中的质量评估、检测食品质量、控制食品烹调过程、监测发酵过程、检查食物的酸败程度、监测食品和饮料的气味等。最近的研究表明，电子鼻在微生物防控方面有巨大潜力，可利用特定的真菌挥发性标志物来检测生鲜或植物产品中的产毒真菌。

（三）电子舌

与电子鼻一样，电子舌的基本原理是将非特异性和重叠的生物或化学传感器的信号与模式识别相结合。在过去的几十年里，已有研究对液体传感的基本原理进行了探究。目前用于液体传感的传感器阵列大多基于电化学方法，如电位法，部分也基于伏安法；少部分涉及其他技术，如表面声波和光学化学传感器。

类似于电位的系统中，在没有电流的情况下仍可以测量两个电极之间的电位。该测量的电位可用于确定待测样本的分析量，通常是溶液中某些成分的浓度。在电化学池中产生的电位是自由能变化的结果。

目前存在许多种电位测量型电子舌的方法，它们有一个共同点，均可测量带电薄膜上的电势。这些膜可以是不同的材料，因此为不同类别的化学物质提供了足够的选择性。例如，使用基于硫化物玻璃传感器阵列，该阵列包括常规电极，如氯化物、钠和钾选择传感器等，并结合模式识别系统。也有基于多通道电极上的脂质／聚合物膜的味觉传感器。

另一种方法是基于伏安传感器阵列的方法，简称伏安法。伏安法是一种在固定电位下测量电流的方法，是分析化学中一种非常强大且经常使用的技术。根据施加的电位和工作电极的类型，具有氧化还原活性的化合物在工作电极上被氧化或还原，从而产生电流。伏安法的灵敏度往往很高，但选择性差，因为被测溶液的电化学活性低于外加电位的化合物，这对被测电流有影响，使用脉冲伏安法可以减少这种影响。

伏安法具有几个优点：非常高的灵敏度、通用性、简单性和稳健性，因而在分析化学中得到广泛应用。此外，伏安法提供了许多不同的分析方法，包括循环伏安法、溶出伏安法和脉冲伏安法。不同的方法可以获得不同类型的信息。通常，氧化还原活性物质是在固定电位下测量的，但通过脉冲伏安法检测形成亥姆霍兹时的瞬态响应，也可得到带电物质扩散系数的信息；使用不同类型的金属作为工作电极时也可获得不同的信息。

第七章

高危真菌生物威胁的防护策略

一、总体原则

1. 早期监测。建立病原体的监测系统。

2. 及时诊断。

3. 增强宿主免疫。

4. 更全面地了解动物种属中的微生物相关疾病（尤其是与人类密切相关的）。

5. 更深入地了解宿主 - 微生物相互作用。

二、防护措施

1. 佩戴呼吸器。

2. 保护皮肤。

3. 及时检测。

4. 清洁消毒。

5. 临床诊治。

三、危害溯源

对暴发的生物安全威胁事件进行合理的流行病学调查有助于医务人员识别病原体，并制订恰当的医疗干预措施。

许多生物安全威胁制剂引起的疾病表现为非特异性症状和体征，

可能被误认为自然发病，但二者的疾病模式不同。在大多数自然发生的流行病中，随着人们接触越来越多传播病原体的患者、传播媒介或污染物，疾病发病率逐渐上升。相反，那些暴露于生物安全威胁攻击的人都会在大致相同的时间与毒剂接触。即使考虑到基于暴露剂量和生理差异的不同潜伏期，流行曲线也会在数天甚至数小时内达到高峰。因此，应获得更全面的信息，以协助确定。

流行病学评估的主要步骤如下：①应制订病例诊断标准，以确定实际病例数和由此得出的近似罹患率，判断当前疾病发生率是否高于正常情况下疾病的发生率。因此，应使用客观标准记录受累人数。②一旦确定了诊断标准，就可从患者患病的时间、地点和其他特征来记录疫情的发展。

生物安全威胁的其他暴露线索包括：暴露个体中的疾病高发生率；出现更多的呼吸系统疾病（如果病原体通过气溶胶传播）；在某一地区内发生罕见疾病；在缺乏适当媒介传播的区域发生的自然虫媒传播疾病；同一时间发生的流行病，发病率和死亡率高于疾病的预期；在低暴露人员（如建筑物内的人员）中的罹患率较低。如果怀疑受到生物安全威胁制剂攻击应立即上报。

参考文献

Asci A, Durmaz E, Erkekoglu P, et al, 2014. Urinary zearalenone levels in girls with premature thelarche and idiopathic central precocious puberty. Minerva Pediatr, 66(6): 571-578.

Babkin IV, Babkina IN, 2015. The origin of the variola virus. Viruses, 7(3): 1100-1112.

Berbee ML, James TY, Strullu-Derrien C, 2017. Early diverging fungi: diversity and impact at the dawn of terrestrial life. Annual Review of Microbiology, 71: 41-60.

Brightman C, 2020. Melioidosis: the Vietnamese time bomb. Trends in Urology & Men's Health, 11(3): 30-32.

Cao C, Xi L, Chaturvedi V, 2019. Talaromycosis (penicilliosis) due to Talaromyces (Penicillium) marneffei: insights into the clinical trends of a major fungal disease 60 years after the discovery of the pathogen. Mycopathologia, 184(6): 709-720.

Casadevall A, 2012. The future of biological warfare. Microbial Biotechnology, 5(5): 584-587.

Chen M, Xu Y, Hong N, et al, 2018. Epidemiology of fungal infections in China. Frontiers of medicine, 12(1): 58-75.

das Neves J, Arzi RS, Sosnik A, 2020. Molecular and cellular cues governing nanomaterial–mucosae interactions: from nanomedicine to nanotoxicology. Chemical Society Reviews, 49(14): 5058-5100.

Diaz JH, 2018. Travel-related risk factors for coccidioidomycosis. Journal of Travel Medicine, 25(1): 1-8.

Doganay G D, Doganay M, 2013. Brucella as a potential agent of bioterrorism. Recent Patents on Anti-infective Drug Discovery, 8(1): 27-33.

Eshetu E, Habtamu A, Gebretensa A, 2016. An overview on major mycotoxin in animal: its public health implication, economic impact and control strategies. Journal of Health, Medicine and

Nursing, 25: 64-73.

Fishler R, Hofemeier P, Etzion Y, et al, 2015. Particle dynamics and deposition in true-scale pulmonary acinar models. Scientific Reports, 5: 14071.

Fryer HR, McLean AR, 2011. There is no safe dose of prions. PLoS One, 6(8): e23664.

Galgiani JN, Ampel NM, Blair JE, et al, 2016. 2016 Infectious diseases society of America (IDSA) clinical practice guideline for the treatment of coccidioidomycosis. Clinical Infectious Diseases, 63(6): e112-e146.

Henning A, Schneider M, Nafee N, et al, 2010. Influence of particle size and material properties on mucociliary clearance from the airways. Journal of Aerosol Medicine and Pulmonary Drug Delivery, 23(4): 233-241.

Kumar R, Gupta A, 2020. Seed-Borne Diseases of Agricultural Crops: Detection, Diagnosis & Management. Berlin : Springe: 821-861.

Lockwood JA, 2012. Insects as weapons of war, terror, and torture. Annual Review of Entomology, 57: 205-227.

Mead HL, Roe CC, Higgins Keppler EA, et al, 2020. Defining critical genes during spherule remodeling and endospore development in the fungal pathogen, Coccidioides posadasii. Frontiers in Genetics, 11: 483.

Miliţă NM, Mihăescu G, Chifiriuc C, 2010. Aflatoxins—health risk factors. Bacteriologia, Virusologia, Parazitologia, Epidemiologia , 55(1): 19-24.

Ostry V, Malir F, Toman J, et al, 2017. Mycotoxins as human carcinogens—the IARC Monographs classification. Mycotoxin research, 33(1): 65-73.

Pal M, Tsegaye M, Girzaw F, et al, 2017. An overview on biological weapons and bioterrorism. American Journal of Biomedical Research, 5(2): 24-34.

Plachá D, Rosenbergová K, Slabotínský J, et al, 2014. Modified clay minerals efficiency against chemical and biological warfare agents for civil human protection. Journal of hazardous materials, 271: 65-72.

Pohanka M, Kuca K, 2010. Biological warfare agents. Molecular, Clinical and Environmental

Toxicology, 100: 559-578.

Reynolds C, 2020. Global Health Security and Weapons of Mass Destruction Chapter. Berlin : Springer: 187-207.

Silva AJ, Benitez JA, 2016. Vibrio cholerae biofilms and cholera pathogenesis. PLoS Neglected Tropical Diseases, 10(2): e0004330.

Torović L, Dimitrov N, Assunção R, et al, 2017. Risk assessment of patulin intake through apple-based food by infants and preschool children in Serbia. Food Additives & Contaminants: Part A, 34(11): 2023-2032.

Weinstein RS, 2011. Should remaining stockpiles of smallpox virus (variola) be destroyed? Emerging Infectious Diseases, 17(4): 681-683.

Woods JP, 2016. Revisiting old friends: Developments in understanding *Histoplasma capsulatum* pathogenesis. Journal of Microbiology, 54(3): 265-276.